AF360192

APPLICATION

DE

L'ENTOMOLOGIE

A LA MÉDECINE LÉGALE

PAR

Galien MINGAUD

Secrétaire général.
Lauréat de la Société. (Prix Camille Clément, 1891).
Lauréat de l'Académie des sciences et lettres de Montpellier.
(Prix Jules Lichtenstein, 1894).
Ancien délégué de la Société centrale d'Agriculture
de l'Hérault pour l'étude du Phylloxera en 1870.
Correspondant du Ministère de l'Instruction publique.
Officier d'Académie.

———

Extrait du *Bulletin de la Société d'Étude des Sciences naturelles de Nimes. Octobre-Décembre 1895.*

———

NIMES

IMPRIMERIE VEUVE LAPORTE

7, ruelle des Saintes-Maries 7

—

1895

Tp 3
If 214

DU MÊME AUTEUR

Le Scorpion roussâtre.(*Feuille des Jeunes naturalistes*,1873,p. 90).

Les castors du Rhône. (*Bull. Soc. Etude sc. nat. Nimes,* 1889, p. XXIX).

Note sur les Scorpions de France. (*Bull. Soc. Étude sc. nat. Nimes,* 1889, p. LXVIII).

Liste des espèces minérales qui se trouvent aux mines de fer de la Valmy (Gard) et de Tréglantières (Lozère) (*Bull. Soc. Etude. sc. nat. Nimes.* 1890. p. XXXVI).

Les poissons du Gardon, à Saint-Jean-du-Gard (*Bull. Soc. Étude sc. nat. Nimes.* 1891. p. XXXV).

Liste des Hémiptères capturés dans les environs de Nimes, en 1891. (*Bull. Soc. Étude sc. nat. de Nimes,* 1891 p. XCVIII).

Tableau des Mammifères vivant dans le département du Gard à l'époque quaternaire. (*Bull. Soc. Étude sc. nat. Nimes,* 1891 p. 1).

Rapports sur les travaux de la Société pendant les années 1892, 1893, 1894 et 1895. (*Bull. Soc. Étude sc. nat. Nimes*).

Note sur la reproduction de la Genette de France, en collaboration avec M. Justin Beaucaire. (*Bull. Soc. Étude. sc. nat. Nimes,* 1893. p. XXXIV).

Observations relatives à l'intelligence des Couleuvres. (*Bull. Soc. Étude sc. nat. de Nimes.* 1893 p. LXX. — *Revue scientifique,* nº 5, 29 juillet 1893).

Notes pour servir à l'histoire des loups dans le département du Gard et dans les départements limitrophes, depuis 1880 jusqu'en 1892. (*Bull. Soc. Etude sc. nat. Nimes,* 1893. p. 19).

Note sur la capture du *Saga serrata* Fab. (Insecte orthoptère), dans les environs de Nimes. (*Bull. Soc. Étude. sc. nat. Nimes,* 1893 p. 40).

Les Insectes nuisibles à la vigne ou histoire abrégée de ses principaux parasites, d'après *Les Insectes de la vigne* de M. le professeur Valéry Mayet. Nimes, 1893. Broch. in-16 de 32 pages.

APPLICATION

DE

L'ENTOMOLOGIE A LA MÉDECINE LÉGALE

Par M. Galien MINGAUD

M. le docteur Jules Reboul, chirurgien de l'Hôtel-Dieu, et moi, fûmes commis par M. Teissier, juge d'instruction près le Tribunal de première instance de Nimes, à la date du 4 septembre 1895, à l'effet de :

« *A,* procéder à l'examen, 1° des restes d'un fœtus, » trouvé à S., quartier de la C., enfoui depuis le 8 juil- » let dernier ; 2° du linge qui enveloppait le fœtus, et » 3° de la terre ambiante qui les contenait ;

» *B,* et de rechercher : si ces restes peuvent être » ceux d'un fœtus de 4 à 5 mois ; si le linge porte des » taches et de quelle nature, et si l'évolution des » insectes, contenus dans cette terre, concorde avec » le laps de temps écoulé depuis l'enfouissement » jusqu'à la mise au jour du cadavre. »

M. le docteur J. Reboul s'étant chargé de procéder à l'examen des restes du fœtus pour en déterminer l'âge, ainsi qu'à l'examen microscopique du linge qui l'enveloppait, je n'ai eu pour ma part qu'à étudier la terre et le linge qui entouraient les ossements du fœtus pour rechercher et déterminer les insectes qu'ils renfermaient.

Voici le Rapport que nous avons rédigé en prenant pour guide : *La Faune des cadavres* (1) de M. Méguin.

---

(1) Un vol. petit in-8°, 214 pages et 28 figures. Paris 1894. *Encyclopédie scientifique des Aide-Mémoire,* de Léauté.

Examen de la terre et du linge qui entouraient les restes du fœtus et des insectes qu'ils renfermaient.

La terre que nous avons eue à examiner est meuble, et prise dans un terrain complanté en pins *(Pinus halepensis* Mill.); elle renfermait des feuilles (aiguilles) de ce végétal ainsi que des chatons.

Les insectes sont peu nombreux en espèces sur les cadavres *enterrés,* surtout quand, comme dans le cas actuel, on a affaire à un très-jeune fœtus dont les tissus et organes se sont décomposés rapidement grâce aux micro-organismes qui se développent pendant la putréfaction.

On sait d'ailleurs, d'après les patients travaux de M. P. Mégnin, que *les travailleurs de la mort* ne suivent pas les mêmes phases sur les cadavres *enterrés* d'âges différents, et ne sont souvent pas les mêmes que ceux des cadavres à *l'air libre.*

Toutes les *escouades* des travailleurs de la mort, classées au nombre de *huit* par M. Mégnin, ne se rencontrent pas simultanément sur le même cadavre; elles se succèdent dans un ordre déterminé et avec une rapidité qui dépend beaucoup des conditions du milieu et des influences atmosphériques.

A ce sujet, disons que tout le temps que le fœtus est resté en terre, il n'a plu que dans la journée du 11 août.

La putréfaction a donc pu se faire très-rapidement, activée par cette sécheresse et par la grande chaleur des mois de juillet et d'août.

1° Nous avons trouvé quelques coques vides de nymphes de la Mouche dorée (*Lucilia Cæsar* Lin.). — 2me *escouade* de M. Mégnin (*Loc. cit.* p. 33).

Ces coques indiquent qu'il s'est écoulé un mois depuis l'enfouissement du petit cadavre. C'est environ le laps de temps que mettent ces mouches pour opérer leur évolution complète de l'état d'œuf à celui d'insecte parfait.

Il n'y a pas de doute pour nous qu'une femelle de mouche dorée attirée, par l'odeur cadavérique, n'ait pondu ses œufs sur le petit fœtus avant son inhumation, de sorte que ces insectes ont opéré leurs métamorphoses sous terre.

2° Lorsque nous avons déployé le morceau de toile qui enveloppait les petits ossements, une nuée de petits moucherons se sont envolés. Nous avons pu en capturer quelques-uns et reconnaître des *Phora*. — 5me *escouade* de M. Mégnin (*Loc. cit.* p. 59).

De nombreuses nymphes trouvées adhérentes à la toile et mises en tubes, nous ont donné, dès le lendemain et jours suivants, une éclosion de quatre espèces de *Phora*: *P. incrassata* Meigen, *P. nigra* Meigen, *P. pusilla* Meigen et une espèce nouvelle que M. Mégnin va décrire sous le nom de *P. Mingaudi* Mégnin.

Nous devons à l'obligeance de ce savant spécialiste la détermination de ces insectes.

Ces diptères n'avaient pas encore été signalés comme se trouvant sur des cadavres humains. Ils vivent habituellement, à l'état de larves, dans des matières animales ou végétales en décomposition. Dans la région de Paris, c'est la *Phora aterrima* Latr. que M. Mégnin a toujours trouvée en abondance.

Ce qu'il y a d'important à noter c'est la rapidité avec laquelle les *Phora* ont envahi ce fœtus de quatre à cinq mois.

Les femelles des *Phora*, attirées par les émanations cadavériques, ont pondu leurs œufs à la surface du sol, et les larves qui sont écloses de ces œufs, guidées par leur instinct, ont traversé la couche de terre qui les séparait du cadavre.

Ces insectes ne viennent sur les cadavres que : « lorsqu'aux fermentations butyriques et caséiques » succède une fermentation ammoniacale composite » sous l'influence de laquelle se produit une liquéfac- » tion noirâtre des matières animales qui n'ont » pas été consommées par les travailleurs des pré- » cédentes escouades. » (Mégnin, *loc. cit.* p. 55).

Chez les jeunes cadavres *enterrés*, comme dans le cas qui nous occupe, les phases de la décomposition sont plus courtes.

M. Mégnin fait remarquer (*loc. cit.* p. 209) que l'absence d'autres escouades, — *1ʳᵉ*, *3ᵐᵉ et 4ᵐᵉ*, — est due, pour les cadavres *inhumés,* à bien des circonstances qui ne se rencontrent pas pour les cadavres exposés à *l'air libre.* Les documents qu'on possède ne sont pas encore assez complets pour en expliquer actuellement la cause.

En résumé, en examinant la terre à la loupe et en la passant à des cribles de différentes mailles, nous n'avons rencontré que cinq espèces de diptères, dont *quatre sont nouvelles* pour la faune des cadavres.

1. *Lucilia Cœsar* Lin.

2. *Phora incrassata* Meigen.
3. » *nigra* Meigen.
4. » *pusilla* Meigen.
5. » *Mingaudi* Mégnin.

Nous avons aussi trouvé un cloporte, un minuscule ichneumon (hyménoptère), probablement parasite des *Phora*, des fourmis, un abdomen d'*Otiorhynchus meridionalis* (coléoptère) et quelques petits mollusques.

Tous, insectes et mollusques, dénotent très-bien .
une faune rurale, mais sans rapport avec la présence
du cadavre, et ne se trouvaient là que fortuitement,
sauf, probablement, le petit Ichneumonide inféodé aux
diptères du genre *Phora.*

CONCLUSION

1. L'évolution successive des insectes, que nous
avons trouvés dans le linge et la terre qui entouraient
les ossements du petit fœtus, a été d'une durée de 30
jours environ pour la Mouche dorée (*Lucilia Cæsar*
Lin) et de 25 à 30 jours pour les *Phora* ; en somme
environ *60 jours,* puisqu'il s'agit ici de deux escouades
qui n'ont pas vécu simultanément, mais bien l'une
après l'autre.

2. La durée de l'évolution de ces insectes concorde
parfaitement avec le laps de temps écoulé depuis l'inhumation du fœtus — 8 juillet — jusqu'à son exhu-
mation — 3 septembre, — soit *58 jours.*

DU MÊME AUTEUR *(Suite)*

Noms de savants, nés dans le département du Gard, à donner à des rues de Nimes. (*Bull. Soc. Étude sc. nat. Nimes*, 1894 p. XXVII).

Nouvelle localité du Scorpion roussâtre dans le Gard. (*Bull. Soc. Etude sc. nat. Nimes*. 1894. p. XXXII).

Jeûne d'une couleuvre vipérine (*Bull. Soc. Étude. sc. nat. Nimes*. 1894. p. LXIV).

Coléoptères nuisibles aux plantations de pins (B*ull. Soc. Étude sc. nat. Nimes*. 1894. p. LXXII).

Note sur deux monstruosités. Poussin et agneau (B*ull. Soc. Étude cs. nat. Nimes*. 1894 p. XCV).

Note sur cinq espèces ou races de mammifères en voie d'extinction dans quelques départements du midi de la France. (*Bull. Soc. Étude sc. nat. Nimes*, 1894. p. 42).

Mœurs et métamorphoses de la *Saga serrata* (B*ull. Soc. Etude. sc. nat. Nimes*. 1894. p. 124).

Nouvelle capture de Castors en Camargue. Leurs mœurs actuelles. Différentes manières de les chasser. (B*ull. Soc. Étude sc. nat. Nimes*. 1894. p. 130

La reproduction de la Genette de France. '*Bull. Soc. Étude sc nat. Nimes*. 1894. p. 136).

Sur un Castor du Gardon. (B*ull. Soc. Etude. sc. nat. Nimes*. 1895. p. XXXIV),

Le Muséum d'histoire naturelle de Nimes. *Revue Scientifique*. Tome IV. p. 220. (numéro 7, 17 août 1895).

Le préhistorique au Muséum d'histoire naturelle de Nimes. *La Nature*. p. 125. (numéro 1160, 24 août 1895).

Dégats occasionnés par l'*Anobiun paniceum Rom.* (B*ull. Soc. Étude sc. nat. Nimes*. 1895. p.).

Capture de *Platypsyllus castoris* (Ritsema) sur un castor du Gardon (B*ull. Soc. Étude sc. nat. Nimes*. 1895. p.).

Application de l'Entomologie à la médecine légale. (B*ull. Soc. Etude. sc. nat. Nimes*. 1895. p.).

Nouvelle observation sur le jeûne d'une couleuvre vipérine. (B*ull. Soc. sc. nat. Nimes*. 1895. p. et Revue Scientifique. novembre 1895).

Nouvelle capture de *Platypsyllus castoris* (Ritsema) sur un castor du Gardon. (B*ull. Soc. Étude sc. nat. Nimes* 1895. p.).

Nimes, imp. Vve Laporte, ruelle des Saintes-Maries, 7.— 1066

PUBLICATIONS

DE

Philippe MINGAUD

PHARMACIEN DE PREMIÈRE CLASSE

Donateur de ses Collections d'histoire naturelle à la ville de Nimes en 1858

Lauréat de plusieurs Académies et Sociétés savantes
etc., etc.

Mémoire sur la fabrication des eaux minérales artificielles. Alais, 1844.

Examen d'un minerai qui présente tous les caractères de l'Allophane (Silicides). Montpellier, 1844.

Mémoire sur la fondation d'une pharmacie normale, avec annexes scientifiques, à Saint-Jean-du-Gard. Paris, 1859.

De l'*Erinus alpinus* Lin. Histoire topographique de son habitat constaté à La Can de l'Hospitalet (Lozère). Géologie et botanique des environs du Pompidou, avec la liste des plantes médicinales de cette région. Paris, 1861.

Considérations générales sur la flore du bassin de Saint-Jean-du-Gard. Géographie et géologie botaniques. Paris, 1863.

Explorations géologiques. Coup d'œil rapide sur les terrains qui constituent le sol du bassin de Saint-Jean-du-Gard et des cantons circonvoisins (Gard et Lozère). Mines exploitées et exploitables (cuivre, plomb argentifère, fer, zinc, antimoine, manganèse) et minéraux utiles aux arts industriels, à la construction et au commerce. Première édition. Paris, 1863. Deuxième édition. Bordeaux, 1882.

De l'Arbousier, de la propagation de sa culture et des produits économiques qui en résultent considérés au point de vue de l'alimentation en général. Une planche coloriée. Paris, 1863.

De l'Arbousier, etc. Etude spéciale de quelques végétaux de la famille des Éricacées, au point de vue de leur utilité dans la médecine, l'économie domestique, l'industrie, l'agriculture et l'horticulture. Deux planches coloriées. Deuxième édition. Londres, 1865.

The Arbutus: its propagation and culture, and économical products obtained from it, considered with regard to food-supply in général, etc. Edition anglaise. London, 1865.

Études minéralogiques du Mercure dans toutes les parties du monde. (*Comptes-rendus de l'Association scientifique de France. Session régionale de Montpellier*, 1872).

Histoire naturelle de l'Arbousier, de sa culture et de ses produits économiques. (*Comptes-rendus de l'Association française pour l'avancement des sciences. Congrès de Lyon*, 1873).

Mémoire adressé à M. le Ministre des travaux publics sur les importantes mines de la vallée du Gardon, d'Anduze à Saint-Jean-du-Gard et à Saint-André-de-Valborgne; statistique générale des ressources immenses qui se trouvent dans ce parcours, et le trafic considérable à espérer pour le chemin de fer projeté, classé sous le numéro 153. Première édition. Bordeaux, 1882. Deuxième édition. Paris, 1891.

Tableau des espèces minérales des environs de Saint-Jean-du-Gard. (*Bulletin de la Société d'Étude des sciences naturelles de Nimes*, 1889).

Liste des variétés de Quartz des environs de Saint-Jean-du-Gard. (*Bulletin de la Société d'Étude des sciences naturelles de Nimes*, 1890).

Mémoire concernant le chemin de fer de Saint-Jean-du-Gard. Paris, 1892.

Rapport de M. le Dr marquis du Planty, sur l'histoire naturelle de l'Arbousier et sur ses produits alimentaires, par M. Philippe Mingaud. (*Revue des Sciences industrielles de Paris*. Juin, 1860).

Rapport de M. le Dr Favre, sur les travaux et recherches minéralogiques de M. Philippe Mingaud. (*Bulletin de l'Académie universelle des arts, manufactures et sciences de Paris*. Juin, 1860).

Rapports de MM. Moriau, ingénieur, Bécherand, professeur, sur les recherches chimiques et les produits économiques de l'Arbousier, par M. Philippe Mingaud. (*Bulletin de l'Académie universelle des arts, manufactures et sciences de Paris*. Décembre, 1860).

Rapport de M. Dujardin d'Hardivilliers, sur l'histoire naturelle de l'Arbousier et sur ses produits économiques, par M. Philippe Mingaud. (*Journal des travaux de l'Académie nationale agricole, manufacturière et commerciale de Paris*. Mars 1861).

Rapport de M. Gabriel Pouchet, sur les mines métallurgiques de Saint-Jean-du-Gard découvertes par M. Philippe Mingaud. (*Bulletin de l'Académie nationale agricole, manufacturière et commerciale de Paris*. Février, 1876).

Nimes, imp. Vve Laporte, ruelle des Saintes-Maries, 7.— 1066

www.ingramcontent.com/pod-product-compliance
Lightning Source LLC
LaVergne TN
LVHW012201170726
843503LV00009B/4315